Te $\frac{34}{450}$

LE
CHOLÉRA

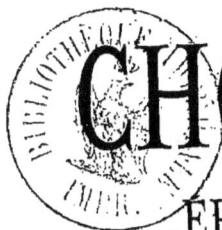

ÉPIDÉMIQUE

ET L'HYDROLOGIE MÉDICALE

VICHY ET SES EAUX MINÉRALES
COMME MÉDICATION PRÉVENTIVE
ET EFFECTIVE.

PAR LE DOCTEUR

E. BARBIER

Médecin aux Eaux de Vichy,
Ex-médecin du bureau de Bienfaisance du 8e arrondissement de Paris
Ex-médecin chargé de missions sanitaires en Orient,
Lauréat de la Faculté de Paris,
Membre correspondant de l'Institut egyptien.

La meilleure médication,
la plus haute expression de
l'art de guérir se résume
dans la médecine préventive.

OUVRAGES

DU

DᴿE. BARBIER.

L'Orient au point de vue médical. — Ses maladies régnantes et les Eaux minérales de Vichy appliquées au traitement qu'elles comportent. — Brochure in-12. Prix : 2 fr.

Nouvelle théorie du Diabète, envisagée au point de vue du Vitalisme et son traitement par les Eaux de Vichy. — In-12. Prix : 1 fr. 25.

La Médication hydro-carbonique à Vichy. — Ses applications, ses ressources médicales et son avenir. — Brochure in-12. Prix : 60 cent.

Les Plages de la Provence et des Alpes-Maritimes, au point de vue médical. — 2 brochures in-12. Prix : 1 fr. 50.

SOUS PRESSE :

De quelques maladies inhérentes à la vie ecclésiastique et aux maisons religieuses (chez l'homme et chez la femme) et des Eaux de Vichy appliquées au traitement qu'elles comportent. — Brochure in-12.

Mémoire sur l'Allemagne hydro-minérale. — Brochure in-8°.

Mémoire sur les Eaux minérales de Vichy. — Étude pratique sur les diverses affections qu'on y traite et les préjugés auxquels elles donnent lieu.

Ces ouvrages se trouvent à l'Administration de la Compagnie fermière de Vichy et sont expédiés contre envoi franco en timbres-postes ou mandats à toute personne qui en fait la demande.

LE CHOLÉRA

ÉPIDÉMIQUE

ET L'HYDROLOGIE MÉDICALE

VICHY ET SES EAUX MINÉRALES
COMME MÉDICATION PRÉVENTIVE
ET EFFECTIVE.

I.

Notre humaine espèce semble comme Sysiphe, éternellement condamnée à rouler le même rocher, autrement dit, à tourner dans un éternel cercle vicieux de préjugés, où elle se complait au mépris des lois de l'hygiène et de sa conservation individuelle.

Le choléra, autre minotaure de notre civilisation, vient-il à gronder à l'horizon !... Aussitôt la population des grands centres, les premiers frappés, songe à en éluder les atteintes, et l'émigration est le remède souverain adopté à l'unanimité. L'on émigre, en nous retraçant le pitoyable exemple des moutons de Panurge. De la cité déjà entreprise par l'épi-

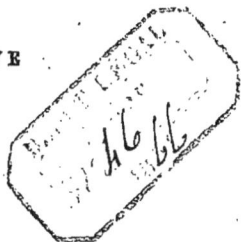

démie, l'on s'entasse dans une autre, qui ne
l'est point encore, mais où l'on s'efforce, par
l'encombrement soudain, d'y répandre çà et
là toutes les chances de son développement.
Pendant la dernière épidémie, Lyon n'a pas
reçu moins de vingt-cinq mille Marseillais,
dans les premiers temps, et ce chiffre, dit-on,
a presque doublé dans la suite. Cannes, Arles,
Avignon et la banlieue de Marseille ont été
successivement exposés à subir une invasion
relative analogue.

En semblable occurence, les grandes villes
circonvoisines ont le déplorable privilége de
recevoir les émigrants du centre envahi par la
maladie : et, à qui voudrait enrayer cette aveugle tendance à l'encombrement, il faudrait sans
doute cette triple cuirasse dont parle le poëte :
Illi robur et æs triplex, circà pectus! .. Mais
l'homme est ainsi fait : — S'offrant à son siè-
cle non comme un individu régénéré par d'a-
mères et concluantes expériences, mais comme
ce spectre du Dante éternellement consumé
pendant une deuxième vie par les erreurs et
les passions surannées de la première.

La plus simple logique, le moindre bon sens
suffiraient cependant pour éluder les dangers
d'un tel état de choses ; car si la nature nous
laisse exposés aux atteintes du mal, n'a-t-elle
pas mis à notre usage tous les éléments du

remède, principalement dans cette variété d'eaux minérales qu'elle prodigue à nos souffrances? Elle semble en effet nous indiquer du doigt, au moins l'agent de médication préventive inscrite dans ce fait d'immunité bien remarquable dont jouissent, à propos du choléra, certaines stations thermales. Dans un article de cette nature, je me borne, ne pouvant les embrasser toutes, aux stations qu'on peut du moins envisager comme types à ce point de vue : — Vichy et Amélie-les-Bains.

Si donc, l'émigration Marseillaise, comme celle d'Alexandrie, du Caire, d'Ancône, de Madrid, se fut opérée dans ce sens, au lieu de porter vers d'autres centres une invasion soudaine, fatale, nul doute que l'on eût enrayé le développement ultérieur de l'épidémie. Mais non, la prudence humaine toujours enténébrée par les impressions de la peur ne va pas jusques-là : essayons donc ici d'en reprendre les sentiers égarés.

Vichy, au centre de la France, dans cette partie du bassin de l'Allier que sa topographie remarquable préserve des intempéries, semble placée là comme la métropole des villes thermales, qu'elle domine en quelque sorte. Elle est construite sur une immense nappe souterraine d'Eaux minérales, émergeant au-dessus des terrains lacustres, et qui témoigne de son existence au moindre forage, lequel fait sourdre aussitôt une nouvelle source. Aussi l'État, dans l'intérêt de la santé publique, a-t-il agi sagement en frappant d'interdiction toute recherche à cet égard, dans un rayon de 5 à 6 kilomètres. De cette situation topographique spéciale résulte, selon toute apparence, le privilége d'immunité presque complète dont jouit notre ville thermale à l'endroit des affections épidémiques graves, le choléra entre autres. En 1832, cette année funeste où Paris enregistra jusqu'à 1,800 décès cholériques par jour, Vichy, presque délaissée par ses visiteurs habituels, conservait intact son état de salubrité normale ; les années 1849, 1853 et 1865 se sont écoulées comme la précédente, sans qu'il se produise d'observation relative au choléra, qui se développa avec tant de violence sur divers centres de population même circonvoisins.

La cité thermale fut donc étrangement préservée. Est-ce à ses Naïades, à ses dieux Lares où à l'état électrique normal de l'atmosphère qui l'enveloppe, aux influences telluriques, ou bien aux propriétés de ses Eaux, qu'elle dut ce privilége insigne ? Il serait difficile de résoudre, dans l'état actuel de la science, une question aussi vague. Néanmoins, nous savons que l'électricité atmosphérique et les modifications qu'elle subit, sous diverses influences de l'ozone, n'ont pas été invoquées sans des raisons légitimes. Ainsi les violents orages qui opèrent une détente subite de l'air coïncident tout au moins avec la disparition soudaine de l'épidémie. Ce fait est généralement admis et n'est pas contestable. On a confirmé d'ailleurs que, durant une période orageuse, les appareils condensateurs laissent plus facilement écouler le fluide électrique, que l'énergie des aimants s'affaiblit et que l'aiguille devie de son inclinaison normale.

Lorsqu'enfin le choléra exerça ses ravages à Saint-Pétersbourg (juin 1848), le cabinet minéralogique du prince de Leuchtenberg renfermant une pierre d'aimant suspendue au plafond, fut soudainement ébranlé par un choc insolite, provenant de la chûte d'une ancre, du poids de 20 kilos, que cet aimant maintenait depuis nombre d'années. Pendant tout le cours de l'épidémie, cette même pierre d'aimant ne pût désormais supporter qu'un poids de 5 kilos, mais elle reprit son énergie primitive après la cessation du fléau, et pût dès-lors supporter l'ancre qui lui échappait antérieurement

A Rotterdam et à Amsterdam, on constata l'impuissance radicale du télégraphe à fonctionner : les vaisseaux, enfin, retenus dans le

port, offraient des variations singulières, inso-
lites dans leurs compas ; tous phénomènes
produits exclusivement pendant la période
cholérique et qui trahissent, certes, autre
chose qu'un simple effet de coïncidence.

La logique se refuse-t-elle donc ici à recon-
naître qu'une station thermale quelconque,
comme Vichy, par exemple, ou, comme elle,
élevée sur une vaste nappe d'eaux minérales,
puisse offrir, avec ses conditions topographi-
ques spéciales, une immunité relative con-
cluante à l'endroit de l'épidémie : immunité,
bien entendu, d'où doit jaillir enfin l'explica-
tion relative à la cause déterminante du
choléra. — Est-ce que la terre, ce réservoir
commun de l'électricité, ne pourrait pas là,
plus que partout ailleurs, réparer les pertes
incessantes du fluide électrique et en maintenir
la tension normale dans l'atmosphère ? Que si
l'on envisage d'une part les propriétés élec-
triques bien démontrées des Eaux minérales,
de l'autre les émanations spéciales du sol inhé-
rent à certaines résidences thermales, il est
hors de doute que l'on touchera de bien près
la solution qui se rattache au sujet dont il
s'agit.

Quant aux propriétés prophylactiques ou
préventives des Eaux de Vichy opposées aux
symptômes prémonitoires du choléra, déjà nous

en avons parlé dans une notice précédente.
Nous ne pouvons donc ici que confirmer
ce que nous avons exposé sur cette grave
question , ajoutant qu'en temps d'épidémie, les habitants eux-mêmes témoignent en
général d'une déférence toute spéciale pour les
naïades du lieu et rendent à leurs sources de
fréquentes visites. Nul doute que l'Eau minérale, prise ainsi à l'intérieur, ne soit encore
pour eux un très-précieux élément de médication préventive, lorsque surtout cette eau alcaline est associée à l'*Elatine* (solution aqueuse
de goudron de sapin concentré).

On nous objectera que nous sommes ici sur
le terrain des hypothèses ou de l'iatroroman-
tisme : hypothèse qui, toutefois, repose sur
des faits inexplorés, confirmant hautement l'immunité relative, remarquable, dont jouissent
certaines cités thermales à l'égard du choléra.
Qui, d'ailleurs, pourrait infirmer nos explica-
tions précédentes? A-t-on jamais fait des
contre-expériences sur ce point? L'analyse
chimique nous a-t-elle prouvé une fois la densité atmosphérique de telle station thermale,
son état ozonométrique, le plus ou moins de
tension ou d'équilibre du fluide électrique am-
biant, comparativement à d'autres lieux infec-
tés?...

Or, rien jusqu'ici n'a été entrepris à ce su-

jet, et M. Leverrier, qui avait étalé dans la
presse un zèle si empressé sur les recherches
qu'il devait entreprendre, qui nous avait pro-
mis des instruments nouveaux d'une si rare
précision pour l'étude de l'air et de sa densité,
à propos du choléra, M. Leverrier lui-même
nous a laissé dans le vide, en se jouant de
notre attente. Mais la Vérité, nous dit-on,
habite au fond d'un puits et les astronomes
planent d'habitude dans les régions éthérées.
Si les extrêmes se touchent, du moins l'astro-
nomie ne s'est jamais trop empressée de nous
édifier à cet égard. Avant de nous donner la
solution de l'énigme qui enveloppe l'étiologie
du choléra, elle nous la fera sans doute encore
longtemps attendre.

II.

Ici s'ouvre une parenthèse à propos de la
contagion du choléra : j'en demande pardon à
l'avance aux contagionistes, mais après avoir
vu et observé le fléau sous toutes ses formes,
sans envisager si ma doctrine adoptée est ou
non consolante pour l'humanité, je m'inscris
en faux contre la contagion cholérique et j'en
expose les motifs, à mon avis, concluants.

Je sais bien que les médecins anti-contagio-

nistes ne manquent pas d'arguments à invoquer, les uns fort habilement groupés, les
autres on ne peut mieux interprétés pour les
intérêts de la cause : mais-au-dessus de tous
ces faits, plane l'empire de la constitution médicale régnante, à l'influence de laquelle nous
sommes tous assujettis, sans que pour cela l'on
soit en droit de dire : le choléra est contagieux. On a trop souvent, sinon toujours, con-
fondu la constitution médicale d'un lieu, pouvant y éclater soudain, avec les caractères
inhérents à la contagion, et cela dès qu'il
s'agit d'épidémie cholérique. Je romps donc
en visière avec le préjugé, droit que chacun
peut revendiquer, et je me demande qu'est-ce
que la contagion, dans le sens strict du mot?
Une transmission de la maladie d'un individu
à un autre par l'effet d'un contact médiat ou
immédiat : nous voyons ici surgir deux ordres
de phénomènes, les uns inhérents au contact
médiat, et résultant non de l'attouchement
direct du malade lui-même, mais des objets
qui l'ont touché, — les autres, au contact
immédiat et provenant de l'attouchement réi-
téré direct du malade, atteint par le fléau.

Dans le premier cas, a dit le docteur Fois-
sac, l'action exercée sur notre organisme par
des particules, gaz, ou miasmes répandus dans
l'air, peut résulter d'un foyer étranger à

l'homme, et dans le second, l'homme devient lui-même le foyer infectant. Cet argument n'a pas toute la rigueur de la réalité, il s'en faut. Pour nous, l'homme qui devient *foyer infectant*, n'est que la première victime de la constitution médicale, en tant que celle-ci a trait au rapport qui existe entre les constitutions atmosphériques et les maladies régnantes : l'individu qui succombe après le contact immédiat du foyer infectant est la seconde victime de ce même rapport, c'est-à-dire que son organisme donne accès à la constitution atmosphérique ou à son influence morbide sur l'économie animale.

La peste, la fièvre jaune, le typhus, la variole, sont des affections réellement contagieuses, parce qu'elles se propagent par contact médiat ou immédiat. En est-il ainsi à l'endroit du choléra? Il s'en faut, car le miasme cholérique (autre inconnue sur laquelle on raisonne avec tant d'aplomb), est loin de se communiquer par l'attouchement du malade, par le contact de son haleine, de ses déjections, de ses évacuations : maintes fois, on a inoculé ces produits morbides à des individus sains, sans obtenir la moindre influence; ces expériences sont authentiques : j'y ai non-seulement assisté à Paris dans nos hôpitaux, mais je m'y suis soumis moi-même, sans avoir éprouvé d'autre symptôme qu'un peu de céphalalgie bientôt dissipée.

Dans nos grandes villes, les médecins constamment exposés au *contact* des cholériques, comme dans nos hôpitaux (et celui-ci est bien et dûment immédiat), présentent une immunité relative, bien remarquable à cet égard : sur 2,305 individus, employés dans les hôpitaux et hospices de Paris, on a compté 164 victimes.

A Revel, sur 113 personnes attachées au service de l'hôpital, 2 seulement ont été atteintes, un infirmier et une infirmière, dont le genre de vie n'était rien moins qu'édifiant : En 1848, les hôpitaux de Moscou, d'après une statistique rigoureuse, que j'ai eue sous les yeux, n'ont offert à cette époque que 20 décès, sur 310 médecins, chirurgiens, pharmaciens, infirmiers, etc.

Il serait facile d'accumuler ici les observations qui témoignent de l'innocuité contagieuse du choléra : le docteur Gendrin nous en rapporte une observation, que je m'empresse de soumettre à l'appréciation de MM. les contagionistes ; nous pouvons hautement proclamer le fait, émanant surtout d'une telle autorité : Il y est question d'une femme allaitant deux enfants, l'un de quatre, l'autre de neuf mois, et qui tous deux ont succombé sans que la

mère ait éprouvé le moindre symptôme cholé-
riforme. Que devient donc ici la contagion
cholérique?... Mais veut-on l'observation in-
verse? C'est encore M. le professeur Gendrin
qui la confirme. Il s'agit ici d'une femme qui
allaite son enfant, malgré les symptômes prémonitoires du choléra : ceux-ci se développent
progressivement, mais l'instinct maternel
l'emporte, et la mère continue à nourrir ; enfin
survient la période algide, époque où son lait
se tarit; il faut céder devant la mort qui
approche. La mère succombe, victime du choléra, mais son enfant est entièrement pré-
servé, si bien qu'il est encore vivant et jouit
aujourd'hui d'une santé robuste. Est-ce le
choléra qui l'aurait ainsi aguerri ou consolidé?
Dans tous les cas, si l'épidémie était contagieuse, elle trouvait ici toutes les conditions
favorables à la contagion, qui devait certes
éclater à coup sûr, ou jamais.

Mais les observations puisées dans les hôpitaux sont assurément aussi concluantes : c'est
là, en effet, que la contagion devrait avoir
toute son efficacité, si l'on remarque que le
personnel y est exposé à toutes les influences
insalubres, aptes à la transmission du miasme
cholérique, — que l'air est sans cesse conta-
miné dans ces salles immenses, remplies de
malades, quelque sollicitude que l'on mette à

le renouveler ; ajoutons que ce personnage y
est astreint à des occupations de toute nature,
quelquefois à des veilles prolongées (les infirmiers), d'autres à un service repoussant, toutes
circonstances qui les rendent plus accessibles
aux influences permanentes, au milieu des-
quelles ils vivent : La doctrine de la non-con-
tagion est donc toute entière inscrite dans nos
hôpitaux.

Les contagionistes ont argué de faits qui
témoignent en apparence du contraire. Et ils
ont dit : Le choléra survient dans une ville,
dans une région, à la suite d'une masse d'individus, d'une caravane, ou mieux encore, au
débarquement de marchandises.

C'est ce qui est arrivé pour la récente épidémie de Marseille. Ce transport morbide peut
en effet avoir lieu, comme il peut se produire
à l'égard des miasmes paludéens : mais il n'y
a pas là de contagion, pas plus qu'il n'y en a, à
l'endroit de la fièvre intermittente, pernicieuse
ou simple. Il existe une notable différence
entre la contagion directe d'un individu à un
autre et le déplacement, la propagation d'un
foyer épidémique, qui se développe, ou de
proche en proche, ou par des irradiations
successives : Dans le premier cas, le mal ne
se transmet qu'à ceux dont le contact avec les
individus malades aura été effectué (peste,

fièvre jaune, variole, etc.). Dans le second, le fléau débarque avec les soldats d'un corps d'armée, ou avec le fret d'un navire : quand bien même, il n'eut pas existé de malades à bord, l'invasion du choléra éclate soudainement dans la ville et frappe au hasard ses premières victimes, qui sont le moins en contact avec les nouveaux arrivants, et cela envers et contre tous les lazarets, les quarantaines.

C'est effectivement de cette façon, la *Santé de Marseille* nous l'a bien démontré, que le choléra se propage dans une contrée ou dans une ville, à l'arrivée d'un navire venant d'un pays infesté : à notre avis, l'épidémie marseillaise, qui, apportée du Levant, a rayonné sur tout le littoral ne prouve nullement la contagion. En 1833, alors que le choléra sévissait à Paris, avec une redoutable intensité, un individu arrive à Lyon et y succombe aux symptômes de l'infection cholérique, sans en propager la moindre atteinte. Cette cruelle épidémie n'a pas paru à Lyon et pourtant quelle ville en France offre plus de chance au développement du fléau!...

Un dernier fait, enfin, relatif à Vichy et qui témoigne autant en faveur de l'immunité dont jouit cette résidence, eu égard au choléra, que pour l'influence favorable de ses Eaux minérales : Dans le cours de la saison précédente, vers la fin du mois d'août, alors que l'épidémie régnait à Marseille, plusieurs de ses habitants vinrent se réfugier à Vichy : chez quelques-uns déjà les prodromes du mal s'étaient développés au foyer épidémique ; quelques jours avaient suffi pour en arrêter l'évolution après un séjour de courte durée dans la ville thermale.

Néanmoins deux malades plus gravement atteints subirent tous les symptômes du choléra : l'un d'eux succomba dans la période algide ; chez l'autre qui faisait usage des eaux minérales, mais avec réserve, pour calmer la soif qui le tourmentait, chez ce malade, dis-je, survint une crise favorable, à la suite de laquelle il dut sa guérison et l'on n'entendit plus parler du choléra à Vichy. Cet incident n'avait pas donné lieu au moindre développement du fléau.

Le choléra n'est donc pas contagieux et il ne se transmet pas par le contact des hommes, d'objets ou d'effets ayant appartenu aux défunts. La marche qu'il a suivie jusqu'ici ne s'expliquerait pas. Ce que je viens d'exposer à l'égard de Vichy et de sa constitution atmosphérique en témoigne : Comment alors cette épidémie se transmet-elle ? A la façon sans doute des effluves paludéens ; il est très-probable que le miasme cholérique se transporte d'un lieu dans un autre avec l'air pour véhicule. D'après la direction du courant ou des influences telluriques, le foyer épidémique se déplace dans tous les sens : son invasion tantôt brusque, tantôt lente, s'épuise parfois sur des localités qui, loin de l'attendre, tremblent à son approche ; et notons surtout que la peur est sans nul doute le seul et le plus cruel élément de la contagion. Après cette digression anti-contagioniste, je m'empresse de reprendre la suite de mon sujet, que les développements précédents contribuent à éclairer.

III.

A Vichy, comme dans toute autre station, le traitement thermal doit être pris en sérieuse considération, dès qu'il s'agit de la prophylaxie (1) relative au choléra, et cela, en raison du retentissement physiologique que nos eaux alcalines exercent sur les grandes fonctions de l'organisme. Mais en dehors de l'immunité inhérente au séjour de la cité dont nous venons d'exposer les attributs, surgit la question qui a trait au traitement préventif : celui-ci occupe la place la plus importante dans l'étude

(1) Prophylaxie est synonime du mot *préservation*.

pathologique du fléau, si l'on réfléchit que les moyens les plus sagement dirigés contre l'invasion ne sont que trop souvent frappés d'impuissance. C'est qu'aussi, il faut le dire, l'on n'a pas attaché au traitement prophylactique l'importance qu'il mérite ; le génie de l'affection serait fréquemment dépisté si l'on était bien pénétré de ce principe : que *la médecine préventive est la plus haute expression de l'art de guérir.* Ce qu'il importe par-dessus tout est donc de soustraire les individus qui nous demandent des secours à la cause épidémique qui les enveloppe et les modifie sans cesse. Le doux exil dans une station thermale répond déjà, nous l'avons établi, aux plus impérieuses exigences sous ce rapport ; mais tous ne peuvent y suffire, et les divers agents qui constituent une médication rationnelle doivent tendre à se populariser le plus possible, dès que celle-ci est fondée sur l'expérience acquise et la pratique.

La théorie, aussi simple que féconde, émise sur l'étiologie du choléra, celle qui de toutes mérite une sérieuse considération est celle qu'a exposé le premier M. le professeur Piorry, notre illustre maître. Partant de l'analogie entre le miasme cholérique et le miasme paludéen, il confirma, par des faits précis, que l'un et l'autre agissent à la manière des substances toxiques, en altérant le sang primitivement, avant que ce liquide agisse sur les organes : soit que le poison modifie le sang chimiquement et qu'ainsi modifié (septicémie), il porte une action délétère sur les solides, soit qu'il serve seulement de véhicule aux substances toxiques. C'est à cette donnée, qui se concilie si bien avec les idées acquises, que nous nous sommes ralliés, et c'est en la prenant, en quelque sorte, pour point de mire dans la pratique, que nous lui sommes redevables des succès obtenus : elle survivra d'ailleurs aux diverses hypothèses plus ou moins nébuleuses émises sur ce grave sujet, dont elle domine aujourd'hui toute la pathologie. Nous appuyant donc sur l'autorité de M. le professeur Piorry, dont les travaux ont tant contribué à jeter la lumière sur ce point litigieux, nous sommes convaincus que l'intoxication du sang est la lésion primitive, protopathique, entraînant avec elle toutes les complications. Dans l'état actuel de la science, l'empoisonnement miasmatique du sang doit, à notre avis, dominer toutes les données relatives au traitement du fléau.

Mais ce qui surtout nous confirme dans cette opinion, sans parler des faits cliniques qui la légitiment, ce sont les lumières si vives dont le plessimétrisme moderne a éclairé la

médecine pratique. Grâce à son illustre fonda-
teur, M. Piorry, les organopathies se tradui-
sent au praticien observateur d'une façon nette
et tranchée : c'est à cette doctrine que nous
allons puiser pour en tirer les déductions cliniques relatives au traitement préventif et cura-
tif du choléra. Le plessimètre, source si féconde d'enseignement dans l'art de guérir,
nous ouvre, en effet, la voie large et facile :
c'est en recourant à cet instrument que j'ai,
dans la majorité des cas, observé la rate presque constamment augmentée de volume, non-
seulement pendant la vie, mais encore après la
mort. Sur vingt-huit autopsies recueillies avec
tout le soin possible, nous avons constaté vingt-
cinq fois la rate notablement hypertrophiée et
contenant dans son parenchyme de véritables
noyaux apoplectiques. Deux fois elle s'est
montrée, à sa surface, ridée, beaucoup plus
réduite et offrant çà et là des ecchymoses ;
j'ajoute qu'il s'agissait ici de deux cas où la
mort avait été foudroyante et la marche de
l'invasion brusque et rapide ; mais à l'égard des
autopsies précédentes, la maladie s'était pro-
longée un certain temps et l'évolution avait
en quelque sorte parcouru ses périodes. — Ce
retrait du sang vers la rate, s'observant d'une
façon aussi constante, devait frapper tout esprit
observateur : j'en informai quelques-uns de

nos confrères placés sur un champ d'observation aussi étendu que varié : leur attention di-
rigée plus spécialement sur l'organe splénique,
ils purent me confirmer le phénomène précé-
dent, en même temps que les expériences
favorables et les succès obtenus par la médication quinique, secondée, sur mes instances
personnelles, par l'emploi de l'**Eau de
Vichy** à doses réitérées et plus ou moins
élevées, suivant les cas.

J'émets ici une conviction formelle, basée
non pas seulement sur des expériences indivi-
duelles, mais sur celles encore de nos confrères, dont j'avais sollicité tout le bienveillant
intérêt à cet égard. Je suis donc prêt à soute-
nir la théorie précédemment exposée contre
toutes les objections qu'elle pourrait soulever,
et par suite à en réfuter les arguments con-
traires. J'ajoute que les expériences entreprises par MM. Dauvergne et Carcassonne,
deux praticiens distingués, l'un de Marseille,
le second de Paris, ont été d'un utile concours
à notre opinion. Elles confirment pleinement
les résultats que je viens d'exposer. Les autopsies faites par M. le docteur Carcassonne dans
les hôpitaux de Paris et de Marseille témoignent de l'hypertrophie constante de la rate.
La relation fort intéressante en a été donnée
par le *Courrier médical*, n° du 28 octobre 1865.

Or, l'intoxication miasmatique du sang, puis, comme conséquence, le retrait de ce liquide vers la rate et *son engorgement*, nous paraissent occuper le premier rang dans la chronologie de l'évolution morbide.

Placée sur ce terrain, la question semble dégagée de l'obscurité qui l'enveloppe et l'on peut se promettre de résoudre avec plus de précision l'inconnue qui, jusqu'ici, a dominé le traitement. Pénétrés de cette idée, nous avons eu souvent recours, dans la première période de l'affection, à l'emploi de l'alcoolat de quinine de M. le professeur Piorry et d'après sa formule adoptée dans le traitement des fièvres paludéennes (1). Nous n'avons pas encore, il est vrai, exercé jusqu'ici sur un champ assez vaste pour indiquer le moment précis où la médication fébrifuge témoigne de son opportunité et cesse d'être efficace ; néanmoins, les résultats obtenus nous permettent de confirmer

(1) Voici la formule de cette solution :

Quinine brute.	30 grammes
Alcool	350 —
Eau distillée.	350 —

Administrée dans un grand nombre de cas d'engorgement splénique, on a vu chaque fois la rate diminuer avec beaucoup plus de rapidité que ne le produit l'administration du sulfate de quinine : deux cuillerées à potage de cette teinture contiennent 1 gramme de sulfate de quinine, dose à laquelle on prescrit ordinairement ce sel anti-périodique.

que le plessimètre doit, en ce cas, éclairer la
conduite du praticien. Dès qu'il aura contaté
l'augmentation du volume de la rate, *mais seulement après ce phénomène observé et à son début
autant que possible*, l'indication à remplir est
de s'opposer au reflux anormal du sang vers
cet organe. Comme il importe d'agir promptement, l'alcoolé de quinine administré d'abord à
la dose d'une cuillerée, qu'on pourra réitérer
ensuite, répond aux premières exigences du
moment.

L'absorption rapide de ce médicament tend
à rétablir la circulation générale, et s'oppose
en même temps à l'altération pathologique
spéciale du sang, son état visqueux, épais, sa
coagulation ultime : c'est à cette lésion fonctionnelle primitive qu'il faut d'abord frapper,
et par elle on arrive à conjurer toutes les autres.

Ici se présente une question nouvelle, grave,
importante et toute entière relative à l'*appro-
priation des Eaux minérales de Vichy* au traitement du choléra.

On sait que le sang tend, dans l'évolution
morbide, à perdre les sels neutres qui y sont
en dissolution et contribuent à lui donner sa
fluidité normale.

D'autre part, nous savons toute l'influence
active des **EAUX MINÉRALES DE VICHY**, partout où
il existe un engorgement passif ou chronique

à combattre ; et je m'empresse d'ajouter à cet
égard que l'engorgement de la rate dans le
choléra est de nature passive, et quoique rapide
dans son évolution, il prend le caractère chronique d'emblée. Cette lésion fonctionnelle, ici
d'une grave importance, est donc toute justi-
ciable des eaux minérales alcalines de Vichy,
dont on sait l'énergie d'action dans les divers
cas d'engorgement splénique, résultant de la
cachexie paludéenne. Depuis nombre d'années,
la clinique de l'hôpital militaire de Vichy,
comme celle de l'hôpital civil, fourmillent l'une
et l'autre de faits les plus concluants sur ce
sujet. Nous n'avons donc qu'à y renvoyer les
sceptiques à qui les mémoires annuels de la
pratique nosocomiale des deux hôpitaux peuvent être libéralement ouverts.

Ces rapports authentiques sont les plus élo-
quents interprètes que l'on puisse invoquer et
nous dispensent d'insister davantage sur cette
question de thérapeutique.

Mais, dira-t-on, est-il rationnel d'assimiler
ici les eaux minérales prises à la source à
celles qui sont transportées au loin? Sans
doute, on ne saurait, en ce cas, invoquer une
identité d'action qui pour être moins effective,
n'en est toutefois pas moins efficace, lorsqu'il
s'agit d'eaux minérales exportées. L'expérience
pratique le démontre, si le concours du galva-

nomètre n'attestait encore que ces mêmes
Eaux conservent, après un séjour plus ou moins
prolongé en bouteilles, une influence électro-
dynamique notable. Celle-ci est accusée par la
déviation de l'aiguille de cet instrument qui,
pour certaines sources froides (la source d'Hau-
terive entre autres), nous a donné 40 degrés
de déviation, même après que l'eau minérale
susdite ait été conservée quelques semaines.
La médication est donc loin d'être indifférente,
il s'en faut, alors qu'elle est suivie méthodi-
quement dans une région éloignée de nos ther-
mes. Dans la question qui nous occupe, c'est
d'ailleurs une affaire de doses que l'on peut
élever plus ou moins, suivant les indications
et l'éloignement, lorsque sur les lieux on doit
en restreindre l'usage.

On sait les dangers qui résultent de la médication quinique prescrite à doses continues ou
élevées. C'est, d'une part, l'action hyposthé-
nisante produite sur le cœur ; le pouls se ralen-
tit et tombe assez souvent au-dessous de 50
pulsations ; puis l'influence exercée sur le cerveau et qui se traduit par de la titubation, des
vertiges, des bourdonnements d'oreilles conti-
nuels, la dureté de l'ouïe, voire même la sur-
dité passagère. Enfin le trouble de la vue avec
dilatation et immobilité de la pupille, et parfois
une amaurose incomplète.

Ces graves accidents doivent toujours être présents à l'esprit du praticien qui recourt au médicament fébrifuge ; il en résulte qu'il doit en user avec modération, et en interrompre l'emploi, pour y suppléer par des moyens succédanés, qui viennent en aide à l'indication capitale à remplir dans la thérapeutique du choléra. C'est bien cette considération qui nous a conduit à prescrire, de concert avec l'alcoolat de quinine, l'emploi habituel des eaux minérales de Vichy, soit comme médication préventive, soit comme traitement actif, alors que l'évolution avait débuté déjà.

Lorsqu'il s'agissait de prévenir seulement, nous prescrivions l'emploi de l'eau de goudron (élatine), coupant l'eau de Vichy par quart ou par tiers. Et, dès que les symptômes semblaient devoir se développer, on insistait avec plus de persistance sur l'usage de l'eau minérale alcaline, constituant alors l'unique boisson du malade ; mais toujours, au début, le traitement par l'alcoolat de quinine, pour attaquer de front l'engorgement de la rate et l'intoxication du sang ; l'on prévient ainsi les dangers du médicament quinique par l'administration des Eaux de Vichy, qui en assurent les bienfaits en secondant utilement son action médicatrice.

J'ai développé ailleurs le mode d'emploi de

la médication alcaline de Vichy associée à la solution de goudron de sapin, comme agent de médication préventive dans le choléra ; avec ce traitement si simple (1), j'ai la conviction d'avoir arraché au fléau bien des victimes, qui se sont ainsi préservées de ses atteintes. Mais ici surtout l'opportunité est l'âme de la guérison, aussi bien que du traitement préventif ou non.

On ne se fait pas toujours une idée fort exacte de l'action physiologique des eaux minérales de cette résidence : on spécule en général trop exclusivement avec le principe alcalin qui les compose, sans tenir assez compte des propriétés électro-dynamiques qui les animent, comme aussi des autres éléments minéraux, le fer, l'arsenic et les autres sels qui y sont combinés. Mais une médication, quelle qu'elle soit, ne relève pas seulement de tel ou tel principe dominant qu'elle renferme, mais bien de l'ensemble de ces principes, de leur combinaison intime et des conditions de l'organisme qui en reçoit l'influence. Il est évident

(1) Usage habituel, pendant l'épidémie, de la solution alcaline résineuse : trois verres environ, le matin à jeun, chacun étant de 130 à 140 grammes, et pris à un intervalle de 30 à 40 minutes, en ayant soin de suffire aux exigences de l'exercice, d'un changement incessant de milieu, ce qui est fort important.

ici que la médication alcaline de Vichy n'est
en rien comparable à toute autre analogue;
préparée dans nos pharmacies : l'une est fran-
chement stimulante, au premier chef, et,
comme telle, reconstituante et tonique ; l'autre
est avant tout altérante. Les alcalins sont, en
effet, rangés dans la classe des altérants. Pour
peu qu'on en prolonge l'usage, ils conduisent
assez promptement à la faiblesse générale, à
la perte de l'embonpoint et au marasme.

De ces deux médications, l'une est préparée
par la nature, l'autre est purement artificielle;
n'a qu'une portée restreinte et ses dangers.
La première constitue l'un de ces médicaments
à *longue portée*, donnant à entendre par là
qu'ils continuent à agir longtemps après qu'on
a cessé d'en faire usage ; la seconde n'a qu'une
portée limitée : ses dangers seuls pourraient
le disputer à l'efficacité de la première.

Si l'action physiologique reconstituante et
tonique des Eaux de Vichy pouvait être mise
en doute, nous n'aurions qu'à évoquer, comme
preuve incontestée, les faits cliniques consi-
gnés depuis tant d'années à l'hôpital militaire
et civil de notre station thermale.

Là, nous observons que les maladies où les
Eaux de Vichy témoignent de leur prompte
efficacité sont précisément la cachexie paludéenne et la chlorose confirmée. L'hôpital

militaire offre des observations variées qui
s'étalent chaque année sous les yeux du praticien et appartenant à l'intoxication paludéenne
avec engorgement chronique de la rate. L'hôpital civil, non moins riche de faits anologues,
nous offre, en outre, de nombreux cas de chlorose. Dans l'un et l'autre de ces établisse-
ments, on sait dans quelles proportions s'ob-
tiennent les améliorations ou les cures qui s'y
produisent. Aveugle donc serait le praticien
qui voudrait s'élever contre des témoignages
aussi probants, d'autant qu'il peut les interro-
ger lui-même.

Il est donc facile de se rendre compte du
mode d'action des eaux minérales alcalines
opposées au choléra, soit comme agent de
médication préventive, soit comme moyen de
traitement dans les symptômes de la première
et de la deuxième période de la maladie confirmée. Elles rendent au sang les sels neutres qui
lui manquent, contribuent à maintenir ou rétablir son état de fluidité normale, et par la sti-
mulation physiologique qu'elles exercent sur
l'organisme, entravent l'évolution morbide.
Dans la convalescence même du choléra, elles
trouveront encore une indication fort utile en
hâtant le retour des forces normales.

Mélangées à la solution de sapin concentré,
par tiers ou par quart, elles s'opposent à l'élé-

ment septique, qui paraît jusqu'ici constituer la base fondamentale de la maladie. Mais l'alcoolat de quinine doit, en ce cas, dominer le traitement, dès que les premiers symptômes se déroulent.

C'est, à notre avis et d'après les expériences que nous avons entreprises dans ce sens, la médication rationnelle à instituer, soit à titre de prophylaxie, soit comme thérapeutique du choléra, au début et même dans la période initiale d'état.

Les lavements émollients, les astringents sous toutes les formes, l'opium ou le laudanum, les stimulants, les sudorifiques et toute la polypharmacie qu'on a tour à tour opposés à l'épidémie ne nous semblent que des palliatifs insignifiants, en ce sens qu'ils ne vont pas à leur adresse, c'est-à-dire à la cause ; l'empoisonnement miasmatique du sang. Le laudanum et l'opium, surtout sont le plus souvent des médicaments dangereux que l'empirisme seul a pu accréditer : ils ont peut-être fait autant de victimes que le fléau lui-même, et c'est la ressource du praticien désarçonné. On sait avec quelle facilité l'opium et ses préparations déterminent le *coma*, le mouvement congestif vers le cerveau, et pour un seul symptôme qu'ils peuvent un instant enrayer (la sursécrétion intestinale) on s'expose à favoriser la stase du sang vers les centres nerveux : on complète ainsi l'œuvre du fléau.

Je termine ici les développements imposés à cette simple notice, dont l'intention seule peut faire excuser la brièveté ; mais en ce moment où le terrible fléau semble devoir sévir encore sur notre pauvre humanité, j'ai cru qu'il pouvait être utile d'apporter le contingent de mes observations personnelles et de mes convictions à l'égard d'une méthode de traitement dont l'hypertrophie de la rate et l'intoxication du sang paraissent être jusqu'ici les seuls éléments morbides principaux à combattre. C'est, selon toute apparence, pour n'en avoir pas suffisamment envisagé la valeur, que la multiplicité des moyens, d'où résulte le septicisme, a envahi la thérapeutique de cette redoutable épidémie. J'en appelle d'ailleurs à la sanction de la pratique, à l'expérience de nos confrères, sachant bien que le traitement proposé n'a pas encore pris élection de domicile dans l'art de guérir. Qu'ils coopèrent de leurs efforts et de leurs lumières à l'œuvre commune, vouée aux intérêts de l'avenir et des malades, en se rappelant la devise du poète :

Si desint vires, tamen est laudanda voluntas...

Vichy, 22 juillet 1866.

VICHY, IMP. DE A. WALLON.